AF317582

RECHERCHES

SUR

LE DÉCOLLEMENT SPONTANÉ ET TRAUMATIQUE

DES ÉPIPHYSES.

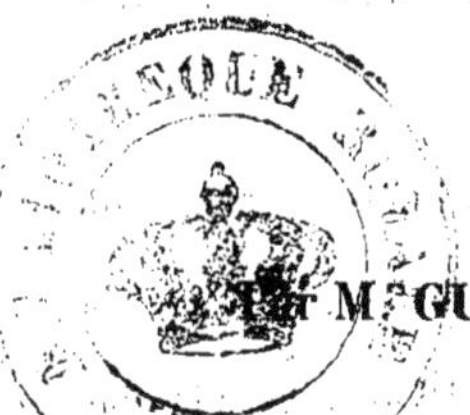

Par M. GUÉRETIN, Interne des Hôpitaux de Paris.

---

§ 1ᵉʳ *Considérations anatomiques.*

Avant de parler du décollement des épiphyses, je crois devoir dire quelques mots sur l'époque à laquelle elles se soudent à la diaphyse, et sur les moyens d'union qui jusque là existent entre les deux parties d'un os ; on comprendra mieux le mécanisme de leur séparation morbide ; indiquant le temps après lequel elle ne peut plus avoir lieu, le diagnostic en deviendra plus sûr.

Epoques de soudure. — Ici point de limites précises. Sans nous occuper des cas dans lesquels des maladies, une mauvaise constitution, des privations, etc., etc., ont retardé la soudure des épiphyses (1), disons qu'on observe quelquefois ce retard sans en trouver la raison. Le squelette conservé dans le musée du professeur Na nula, de Naples, paraît être dans ce cas (2). M. Maisonneuve, prosecteur à Clamart, m'a dit avoir rencontré, il y a quelques mois, un sujet de quarante-cinq ans, chez lequel la plupart des épiphyses n'étaient pas soudées ; il ne reconnut pas la cause de cette anomalie. Disons aussi que les épiphyses ne se soudent pas selon l'ordre de leur apparition.

(1) Platner, *De ossium epiph.*, p. 174.
(2) *Gazette médicale*, année 1834.

ESPÈCES D'OS.	ÉPOQUE DE LA SOUDURE DES ÉPIPHYSES AU CORPS DE L'OS.
Vertèbres.	20 à 30 ans.
Axis.	Id. apophyse odontoïde , 3 ans.
Sacrum.	Idem.
Sternum.	Époque non indiquée pour les deux points épiphysaire de la fourchette.
Côtes.	25 ans.
Clavicule.	Époque non indiquée.
Omoplate.	Apophyse coracoïde, 15 ans. Angle inférieur, acromion et bord interne, vers 25 ans.
Humérus.	Épiphyses supérieures entre elles, de 8 à 9 ans. Avec la diaphyse, 18 à 20 ans. Épiphyses inférieures entre elles , 16 ans. Avec la diaphyse, de 17 à 19 ans.
Cubitus.	Extrémité supérieure, 15 à 16 ans. Extrémité inférieure, 18 à 20 ans,
Radius.	Extrémité supérieure, 12 ans. Extrémité inférieure, 18 à 25 ans.
Métacarpiens.	18 à 20 ans.
Phalanges.	18 à 20 ans.
Coxal.	18 à 20 ans. Epiphyse marginale, de 22 à 25 ans.
Fémur.	Extrémité inférieure , 20 ans. Tête , 18 ans. Grand et petit trochanters , auparavant.
Tibia.	Epiphyses supérieures et inférieures , vers 20 à 25 ans. L'épiphyse inférieure toujours la première.
Péroné.	Vers 20 à 25 ans; l'épiphyse inférieure avant la supérieure. (Meckel.)
Premier métatarsien.	Vers 17 ans.
Métatarsiens.	18 à 19 ans.
Calcanéum.	15 ans.
Phalanges.	17 à 18 ans.

M. A. Bérard, dans un mémoire publié dans les archives de médecine, année 1835, a formulé l'époque de la soudure des épiphyses des os longs , en remarquant qu'au membre supérieur les épiphyses qui avoisinent le coude se soudent plus promptement à la diaphyse que celles de l'épaule ou du poignet ; qu'au membre inférieur, au contraire, celles du genou sont plus lentes à se souder au fémur et au tibia que celles de la hanche ou du cou-de-pied. Voyant ensuite qu'au membre supérieur les vaisseaux nourriciers des os les pénètrent en convergeant vers le coude, que c'est le contraire par rapport au genou, au membre inférieur, et qu'enfin dans les petits os longs (métacarpiens, etc.), où il n'y a d'épiphyse qu'à une extrémité, le conduit nourricier entre en se dirigeant vers l'extrémité non épiphysaire, M. Bérard a cru devoir poser la loi suivante : « Des deux extrémités d'un os long, c'est toujours celle vers laquelle se dirige le conduit nourricier, qui se soude la première avec le corps de l'os. » Cet anatomiste a cherché ensuite à prouver qu'il y avait un rapport de cause à effet dans cette coïncidence. Cette loi ne pourrait-elle pas être susceptible d'applications intéressantes à la pathologie et à la thérapeutique des fractures, des résections des os, du décollement des épiphyses, etc. Ainsi, dans un mémoire publié dans LA PRESSE MÉDICALE (janvier et février 1837), je me demandais si, dans le cas de divulsion épiphysaire, la nature ne suivrait point pour la réunion la marche qu'elle suit, dans l'état physiologique, pour la soudure des épiphyses chez les enfants ; en d'autres termes, si une épiphyse décollée se réunirait plus vite auprès du coude qu'à l'épaule ou au poignet, moins vite auprès du genou qu'à la hanche et au cou-de-pied. Je crus que pour arriver à quelque résultat, le meilleur moyen était de rassembler les cas de décollements épiphysaires rapportés par les auteurs, dans lesquels des circonstances étrangères n'étaient pas venues entraver la marche de l'affection, et de prendre des moyennes proportionnelles des époques de la réunion. Mais les observations sont trop incomplètes et en trop petit nombre. La question me paraît donc encore insoluble.

Usages. — La multiplicité des pièces d'un os, dans les premiers temps de la vie, suppose que la nature a eu ses vues pour leur soudure et pour la régularité du développement de l'os. Ainsi que l'a prouvé Hunter pour les os longs, l'accroissement en longueur se fait principalement aux extrémités de la diaphyse, par l'addition successive de couches osseuses dans la cloison cartilagineuse qui la sépare de l'épiphyse. Aussi, comme l'ont dit MM. A. Bérard et J. Cloquet (*Dict. de méd.*, deuxième édit., t. v, p. 589), dans le cas de divulsion épiphysaire, si la réunion se fait par un cal osseux, l'os restera plus court que celui du côté opposé, à moins qu'il ne trouve ailleurs la source de l'accroissement qu'il puisait dans le cartilage épiphysaire. Plus loin, nous essaierons d'examiner quelques faits sous ce point de vue.

Dans les os larges, l'addition des épiphyses complètera leur étendue et leur forme.

Mode d'union avec la diaphyse. — A l'époque de la naissance, les épiphyses sont séparées du corps de l'os d'une manière bien tranchée. La diaphyse se termine par des extrémités mousses qu'emboîtent plus ou moins exactement les épiphyses. Ces dernières sont plus volumineuses proportionnellement qu'elles le seront par la suite : aussi, les articulations de l'enfant sont-elles proportionnellement plus grosses qu'à toute autre époque ; circonstance qui devra favoriser l'action directe des violences extérieures, et conséquemment prédisposer l'enfant aux divulsions épiphysaires. A l'extérieur, l'union est assurée par un périoste dense et résistant, qui fait toute la force de la jonction ; aussi reste-t-il le plus souvent intact dans le cas de décollement, de façon à maintenir les pièces désunies en rapport ; et quand on l'a enlevé, faut-il une force moindre, je crois, que n'a voulu le dire Wilson (1), pour disjoindre l'épiphyse ; des ligaments articulaires le doublent quelquefois puissamment. L'épiphyse se sépare exactement dans son point de jonction à l'os, de façon à ne point laisser de substance osseuse sur le cartilage. Les surfaces désunies sont rugueuses, sans mamelons apparents, et offrent la forme d'une multitude de points rouges d'où suinte un peu de sang.

Vers l'âge de deux à trois ans, le mode d'union des épiphyses a déjà un peu changé : épiphyses moins volumineuses, et par suite articulations proportionnellement moins grosses ; périoste un peu moins épais. Par une coupe verticale pratiquée sur la ligne de jonction, la séparation paraît moins bien dessinée, moins unie ; les fibres osseuses se continuent plus directement avec la substance du cartilage, à laquelle elles adhèrent plus intimement. A cette époque, le décollement artificiel sur les cadavres est très difficile ; ou bien l'extrémité de la diaphyse, souple, humectée d'une forte proportion de suc huileux, se ploie sous les efforts ; ou bien une fracture a lieu plus ou moins loin de l'épiphyse ; ou bien, enfin, si l'épiphyse se décolle, c'est en entraînant avec elle des portions arrachées à l'extrémité de la diaphyse.

A un âge plus avancé (dix, quinze ans et plus), les épiphyses diminuent encore proportionnellement de volume ; elles semblent mieux protégées par les cavités articulaires où elles se cachent, et par l'extrémité de la diaphyse, qui devient plus volumineuse. Le périoste est moins épais, plus adhérent à l'os ; dans le cas de divulsion, il se rompt, et ne se décolle plus, comme il faisait chez l'enfant.

Les surfaces d'union sont larges, et se couvrent de mamelons apparents ; les extrémités de la diaphyse sont très fortes, et supportent les chocs extérieurs ; toutes circonstances qui me paraissent diminuer les chances de la divulsion. Enfin, à cet âge, comme chez l'enfant, le décollement est net ; le plus souvent il n'existe point de trace de fibres osseuses arrachées.

(1) On the Bones and Joints, etc., 1820.

§ II. Décollement spontané et traumatique des épiphyses.

Les épiphyses peuvent se décoller, soit par des causes intérieures, soit par des violences externes.

D'après les considérations anatomiques précédentes, le décollement épiphysaire traumatique devra varier en fréquence, suivant les âges.

Sur un bon nombre de cadavres, pris depuis la naissance jusqu'à l'âge de quatorze ans, j'ai essayé de le produire, soit en cherchant à luxer les os, soit en frappant violemment sur les articulations. Voici ce que j'ai obtenu, 1° sujets naissants, aucune luxation ; fractures dans différents points de la longueur de la diaphyse, trois fois sur quatre ; dans le reste des cas, une fois sur quatre ; décollements épiphysaires qu'on peut ranger pour la fréquence dans l'ordre suivant : poignets, cous-de-pied, coudes, genoux, épaules et hanches ; 2° sujets de deux à sept ans, luxation, une fois sur cinq ; fractures de la diaphyse, le plus souvent à la distance de six à vingt lignes du point d'union, sept fois sur huit ; décollements épiphysaires, une fois sur neuf ; 3° sujets de sept à quatorze ans, luxations ou fractures à la distance de six à vingt-six lignes de l'épiphyse ; pas un cas de décollement sur dix. En résumé, le décollement épiphysaire a eu lieu une fois sur quatre, chez l'enfant naissant ; elle est devenue progressivement très rare lorsque le cadavre appartenait à un enfant plus âgé.

Voyons maintenant ce qui a lieu sur le vivant. Si l'on veut récapituler les cas rapportés par les auteurs, on ne peut arriver à rien de bien précis, parce que, d'un côté des faits donnés comme tels, les uns ne sont qu'indiqués ou n'ont pas été vérifiés par l'autopsie ; et que, de l'autre, des faits donnés comme des fractures, quelques uns peuvent avec raison être regardés comme des décollements épiphysaires.

Ces faits s'élèvent à 38, ainsi répartis :

		OBSERVATIONS.
Tibia en bas,	2	
Tibia en haut,	1	
Fémur en bas,	3	
Trochanter,	1	Les deux tiers au moins
Tête du fémur,	5	chez des enfants âgés de
Métacarpe,	1	4 à 16 ans.
Cubitus en bas,	0	
Cubitus en haut,	1	
Radius en bas,	7	
Radius en haut,	0	
Condyles de l'humérus entre eux,	3	
Humérus en bas,	2	
Tête de l'humérus,	12	

Si, comme je le crois , beaucoup de ces cas peuvent être révoqués en doute, on déduira cependant d'abord de ce tableau la rareté du décollement épiphysaire ; si, en second lieu, la plupart de ces faits ont été observés sur des enfants de l'âge de quatre à seize ans, époque de la vie où , d'après nos recherches sur le cadavre, la lésion est beaucoup plus difficile à produire, il faudra probablement s'en prendre à ce qu'à cet âge les causes productrices s'exercent bien plus fréquemment. En voyant , dans les tableaux d'accouchements et les traités des maladies des enfants, le silence presque absolu qui règne sur la divulsion des épiphyses , je serai tenté de croire qu'on a assez souvent pris cette affection pour des fractures ou des luxations chez les enfants naissants; je pense néanmoins que , dans le travail inséré dans la *Gazette médicale*, on a exagéré la fréquence de ces lésions à cet âge.

Je ne crois pas qu'on ait observé le décollement spontané chez l'enfant à l'époque de la naissance. Pendant la vie extra-utérine, les causes internes de décollement sont nombreuses; cependant, à peine ai-je trouvé dans les auteurs quelques observations : je ne puis donc indiquer par des faits la fréquence des décollements spontanés , et leur degré de prédilection pour telle ou telle articulation.

Histoire. — A la rareté du décollement épiphysaire , il faut joindre probablement sa ressemblance avec les fractures, sous le rapport des symptômes, des effets et du traitement, pour se rendre bien compte de l'oubli où on l'a laissé, surtout en France.

Abstraction faite des paroles suivantes d'Hippocrate au sujet des luxations de la main : « Quandôque autem et appendix emota est (1) », il faut aller jusqu'à M. A. Severin et A. Paré pour trouver quelque chose sur le décollement des épiphyses. Ingrassias (2) avait bien dit en passant qu'il avait eu l'occasion d'observer un arrachement du grand trochanter par l'action musculaire. A. Paré (3) dit avoir observé cette lésion ; « Et cela se cognoist, dit-il, en ce qu'on voit séparation des os avec crépitation et impotèce de la partie. » M. A. Severin (4) remarqua que , dans l'introversion des genoux ou l'extroversion des pieds, on trouvait quelquefois les épiphyses supérieure ou inférieure du tibia décollées. Plus tard, Eysson (5) s'y arrêta

1) *De articulis.*
2) *Comment, in Gal.,* op. ch. xx.
3) *OEuv.,* liv. xiii, p. 546, 7e édit.
(4) *De abc. recond. Lib. de gibbis et raris*, ch. vii, p. 428.
(5) *Tract. de ossibus cognasc.,* Grœning.

davantage. F. de Hilden (1) , Verduc (2) , J.-L. Petit (3) , Duverney (4), en parlèrent au sujet de la fracture du col du fémur. Weiss (5), Poupart (6), ont donné des cas de décollements épiphysaires spontanés à la suite de vices internes. Reichel, dans un travail *ex professo* (7), est le premier qui en ait donné une description un peu complète. Il y ajouta la description de deux cas de désunion de la tête de l'humérus, qu'il a figurés, et d'un cas de décollement de la tête du fémur. Bertrandi, en 1787 (8), et Petit-Radel (9) ont suivi la même marche, et ont à peine ajouté à ce qu'il avait dit. Arrivons aux chirurgiens modernes : deux auteurs italiens célèbres, Paletta (10) et Monteggia (11), ont ajouté quelques faits aux précédents. A. Cooper, qui s'est occupé d'une manière spéciale des fractures auprès des articulations, n'en dit que quelques mots en passant. Parmi les chirurgiens français, il y a un oubli presque complet sur ce point : Boyer, dans toute sa chirurgie, n'y consacre que quelques lignes, où il dit que le décollement de la tête de l'humérus peut avoir lieu chez les enfants au lieu de la fracture (12). Dupuytren (13) n'en dit pas davantage. Dans les journaux français, je n'en trouve que deux cas publiés par MM. Goyrand (14) et Julia Fontenelle (15), et un long mémoire, par M. Rognetta (16), qui résume tout ce qui a été dit, et auquel j'ai fait quelques emprunts.

Causes. — En distinguant, avec Reichel, Bertrandi, Petit-Radel, etc., un décollement spontané et un décollement traumatique, nous entrevoyons déjà l'action de causes *internes*, de causes *externes*.

1° *Causes internes.* — Les misères et les privations, le rachitisme, le scorbut (Poupart, *loc. cit.*), la syphilis constitutionnelle, peuvent

(1) *Cent.* 5.
(2) *Band. et fract.*
(3) *Maladies des os.*
(4) *Maladies des os.*
(5) *Disc. epiph. a variolis ab. ad not. ab Itallero*, c. IV.
(6) *Mém. de l'Acad. des sciences*, année 1699.
(7) *De epiph. ab oss. id.* Lipsiæ, 1759.
(8) *Opér. anat. et cér.* Torino, t. V.
(9) *Chir. encyclopéd.* art. *Epiphyses*, t. I, p. 433.
(10) *Exercit. anat.*, 1020.
(11) *Inst. chir.*, t. IV, 1814.
(12) *Chir.*, t. III, p. 1211, 4e édit.
(13) Leçons orales, fractures du coude et du radius.
(14) *Journal hebdomadaire*, t. I, p. 170.
(15) *Arch. de méd.*, t. IV.
(16) *Gaz. méd.*, 1834.

ramollir le cartilage d'union de façon à le faire céder à la moindre
violence extérieure, de façon même à produire le décollement spontané. L'infiltration tuberculeuse des extrémités des os longs chez les
scrofuleux amène les mêmes résultats. M. Maisonneuve m'a dit avoir
observé fréquemment, à Clamart, cette affection chez les sujets âgés
de cinq à quinze ans, dont les articulations sont le siége de gonfle-
ments scrofuleux. Un traitement mercuriel prolongé paraît avoir
quelquefois le même effet : je dois mentionner, à cette occasion, le
cas extrêmement remarquable d'arrachement spontané de l'apophyse
odontoïde observé par A. Cooper (1) chez une femme qui suivait un
traitement mercuriel à l'hôpital de Guy. J'aime mieux croire cependant, vu l'âge de la malade, qu'il y avait ici ramollissement osseux
plutôt que ramollissement d'une cloison épiphysaire, comme on l'a
pensé. Disons la même chose des métastases purulentes sur les articulations : « Vel quando morbosa materia ad articulos per metasta-
sin transfertur, » a dit Reichel (2). On a noté enfin l'apparition spontanée du décollement épiphysaire dans le cours de certaines maladies aiguës comme la variole. (Morgagni (3), Weiss (4). Je rap-
porterai en abrégé une observation remarquable de ce genre que je
trouve dans Bertrandi (5).

OBSERVATION PREMIÈRE.

Le 28 décembre 1772, Perona fut appelé pour voir un enfant de
deux ans et demi, pris de la petite vérole. Les pustules larges, avec
une dépression centrale noirâtre, couvraient tout le corps. Il y avait
de l'oppression, de la somnolence. (Potion calmante.) — Le 30,
résorption du pus des pustules; le bras gauche est lourd, fortement
gonflé depuis l'épaule, à la moitié de l'avant-bras. (Sureau, camo-
mille.) Le lendemain, il y avait de la fluctuation. — Le 1er janvier,
fluctuation dans tout le bras et l'avant-bras, devenus énormes; une
ponction près l'articulation radio-humérale donne issue à trois livres
de pus. — Le 2, même gonflement au bras droit, suivi dès le lendemain de la même fluctuation; on en fit sortir autant de pus que
du bras gauche. — Le 5, les deux ouvertures étaient fermées, les
deux bras peu douloureux. — Le 6, gonflement et abcès spontanés
au poignet gauche; il en sort quatre onces de pus; même suppura-
ration au poignet droit le 8. — Le 10, on put constater que la tête
de l'humérus droit, décollée, fait saillie dans l'aisselle; on la remit
facilement en place. Une fracture transversale au haut de l'humérus gauche fut constatée le lendemain et maintenue par un ban-

(1) *Fractures et luxation*, trad. de Chassaignac.
(2) Reichel, *Comment.*, Lipsiæ, t. VIII, p. 438.
(3) *De sed. et caus.*, t. IX, p. 168.
(4) *Loc. cit.*
(5) *Loc. cit.*

13.

dage. — Du 13 au 16, le gonflement revint au coude gauche, la plaie se rouvrit pour donner issue à un pus ichoreux; on constate avec le stylet le décollement de l'épiphyse supérieure du radius. (Injections par la fistule avec millepertuis et myrrhe.) Là même récidive eut lieu au coude droit le 17. (Même traitement.) Vers le 22, les deux coudes se gonflèrent encore successivement; on constata le décollement du condyle de l'humérus gauche. Des injections de goudron dans les fistules, avaient amené la dessiccation complète le 4 février. — Du 10 au 15 février, les plaies des deux poignets se r'ouvrirent successivement. (Même traitement, mêmes résultats.) — Du 15 au 17, abcès successifs à la main gauche et à la main droite; peu à peu toutes les suppurations se tarirent, les épiphyses se recollèrent. — Le 9 mars, il ne restait qu'un peu d'enkylose, et de gonflement au poignet. L'enfant redevint vigoureux, et professa l'état de tailleur.

2° *Causes externes.* — A cet ordre se rapportent toutes les violences qui agissent soit directement soit indirectement sur les extrémités épiphysaires, pour modifier les courbures des os ou les rapports des surfaces articulaires; les coups, les efforts, les chutes, les convulsions, etc. Je n'ai pas trouvé d'observation de décollement épiphysaire produit pendant la vie intra-utérine. Je suis porté à regarder les tractions inconsidérées sur un bras ou une jambe dans l'accouchement, la version de l'enfant, etc., comme des causes puissantes de divulsions épiphysaires. Cependant les cas consignés sont en bien petit nombre, et M. Dugès a dit (1) en parlant de cette affection : « Nous n'en avons eu d'exemples que chez des enfants morts et putréfiés. » Contentons-nous de noter parmi les causes particulières à chaque région, l'action de soulever les enfants par les bras (Reichel, *loc. cit.*) pour le décollement de la tête de l'humérus ou des épiphyses du poignet; l'action par laquelle un enfant porté sur le bras de sa nourrice se jette violemment en arrière, pour le décollement de la tête du fémur. (Van Swiéten, *Comm. in Aph. Boerhave.*)

Symptomatologie. — Dans chaque région, le décollement épiphysaire a des symptômes et un diagnostic différentiel tout spécial. La symptomatologie ne sera donc complète qu'autant qu'on la considérera isolément dans chacune de ces régions.

1° A la rigueur, on peut concevoir la possibilité admise de la disjonction des diverses pièces de l'atlas, de l'os des îles, du sternum, chez l'enfant, des cartilages costaux dans leurs articulations chondro-costales et chondro-sternales, par des violences externes ou des

_____

(1) *Manuel d'obstétrique*, p. 360, 2e édit.

causes intérieures. J'avoue la ressemblance que ces disjonctions ont avec le décollement des épiphyses. Cependant je n'en parlerai point ici; je ne me suis proposé que de traiter des décollements véritablement épiphysaires.

2° *Epiphyse odontoïdienne.* — Je ne crois pas qu'il existe dans la science d'exemple de décollement de cette épiphyse. Jusqu'à l'âge de trois ans, époque à laquelle elle se soude au corps de l'axis (Cruveilhier), les causes de la divulsion s'offrent rarement. Dans quelques cas, on a bien noté la séparation de l'éminence odontoïdienne, mais l'âge des malades excluait toute idée de décollement. Ainsi, l'observation de A. Cooper dont nous avons parlé, une seconde rapportée par Paletta comme un décollement, sont des fractures. Je demanderai même si l'on peut admettre ce décollement comme probable, le peu de volume de l'épiphyse et la laxité des ligaments occipito-odontoïdiens chez l'enfant rendant la luxation plus facile à cet âge (A. Cooper, Boyer (1)). Dans tous les cas, le fait suivant de Paletta résume bien les symptômes qu'on devrait observer.

OBSERVATION DEUXIÈME.

Un jeune homme tomba de sa hauteur, ayant une lourde charge sur le dos. Ne pouvant continuer son chemin, il s'en retourna chez lui, où il resta pendant un mois sans réclamer le secours d'aucun médecin. Entré à l'hôpital au bout de ce temps, il présentait les symptômes suivants : tête inclinée en avant et à gauche, locution et déglutition dans l'état sain, absence de paralysie, existence d'un enfoncement en forme de gouttière, au sommet de la partie postérieure du cou. La tête paraissait luxée; quand on la lui relevait avec les deux mains elle revenait à sa position naturelle, mais elle retombait sur l'épaule gauche, aussitôt qu'on cessait de la soutenir. Pas d'autres nouveaux symptômes pendant les trente-cinq premiers jours du séjour à l'hôpital. Il fut pris alors de convulsions violentes, et mourut peu après dans un des accès. A l'autopsie, Paletta trouva l'éminence odontoïde séparée à sa base du corps de l'axis; les ligaments occipito-odontoïdiens et transverse de l'atlas étaient intacts. « Processus dentiformis in ipsâ basi avulsus est repertus. » (Rognetta, *loc. cit.*)

Les lésions traumatiques de la partie supérieure de l'épine, telles que les fractures, les luxations, les entorses, existent très rarement isolées les unes des autres. Les symptômes observés seront donc le plus souvent complexes. Peut-être cependant pourra-t-on dans quelques cas appliquer un diagnostic différentiel assez précis, et distinguer le décollement ou l'arrachement isolé de l'éminence

____
(1) *Fractures des vertèbres.*

odontoïde : 1° d'avec la fracture de l'atlas ou de l'axis, par le moins de mobilité de la tête dans la fracture ; 2° d'avec la luxation latérale de l'une ou l'autre de ces vertèbres, par la rotation de la tête tenue immobile, et la face tournée un peu en haut et du côté opposé à la luxation, etc. ; 3° d'avec la luxation de l'apophyse odontoïde, par la rareté de celle-ci, par la promptitude de la mort, par le peu de mobilité de la tête, etc. ; 4° enfin d'avec le *rhumatisme subitané du cou* (Dupuytren) que j'aime mieux, avec M. A. Bérard (Cliniques de 1836), regarder comme un tiraillement des ligaments vertébraux (entorse), compliqué peut-être de la rupture de quelques fibres musculaires ; par l'absence de symptômes du côté de la moelle, par la roideur du cou, par la promptitude de la guérison, etc. Qu'on me permette de citer à cette occasion le fait suivant, que j'ai pu observer, en 1836, dans le service de M. A. Bérard, à la Pitié.

OBSERVATION TROISIÈME.

Un homme de quarante ans voulut détourner brusquement en arrière sa tête, qui supportait un panier pesant. Une douleur extrêmement vive s'ensuivit immédiatement au haut du cou. Il put continuer sa route la tête droite et immobile ; il avait mis son panier à son bras. Les douze jours suivants : cessation de tout travail, pas de fièvre ; mouvements de la tête, surtout ceux de rotation, impossibles. Le malade entra au bout de ce temps à la Pitié, en janvier 1836 ; il accusait une forte douleur dans tout le haut du cou ; la tête était immobile, un peu fléchie, sans déviation latérale. Il marchait avec la plus grande précaution, évitant la moindre secousse, qui répondait douloureusement vers le haut de l'épine. Au cou, rien d'anormal à l'extérieur ; seulement les sterno-mastoïdiens sont spasmodiquement contractés, et la pression est douloureuse sur les parties latérales et postérieures en haut. La pression la plus légère sur le sommet de la tête fait éprouver une douleur très vive vers l'atlas ; la tête est pour le malade un poids pesant et incommode ; nulle douleur lorsqu'il est couché sur le dos, la tête bien appuyée sur un oreiller. Rien du côté des fonctions cérébro-spinales.

Le malade resta dix huit jours à l'hôpital ; il n'y eut pas le moindre accident. (Sangsues sur le cou, cataplasmes.) La tête était appuyée sur son oreiller. A sa sortie, tous les mouvements du cou se faisaient amplement ; la pression sur la tête était encore un peu douloureuse vers l'atlas.

Je n'ai trouvé dans les auteurs aucun cas de séparation spontanée de l'éminence odontoïde à la suite des affections scrofuleuses, etc., qui, comme l'on sait, attaquent assez fréquemment cette portion de l'épine.

3° *Épiphyses humérales.* — Tout ce qu'on a dit du décollement

épiphysaire doit s'entendre surtout des épiphyses des membres.
Jusqu'ici, en effet, cette affection n'a été observée que sur les os
longs. Là se trouve ce qu'il peut y avoir de pratique dans mon
sujet.

Extrémité supérieure. — Comme on a pu le voir dans le tableau
que j'ai déjà dressé, c'est la tête de l'humérus qui a été le plus souvent décollée. Je serais tenté de croire cependant que plusieurs de
ces cas, indiqués seulement, n'étaient que des fractures de l'extrémité de la diaphyse. En effet, dans mes expériences sur les cadavres, c'est le décollement des têtes humérale et fémorale que j'ai
produit le moins souvent ; l'étendue des mouvements de ces énar-
throses d'une part, de l'autre la forme arrondie et la surface lissé
de ces épiphyses, qui glissent au lieu de donner des points d'appui
ou de résistance aux leviers représentés par les os dans les mouvements des membres, m'en ont paru être les causes. J'en ai trouvé
une pièce au *Muséum Dupuytren.* La divulsion a eu lieu chez un
sujet de six à huit ans, du côté droit. L'épiphyse est décollée nettement, et maintenue dans la cavité glénoïde par la capsule articulaire, demeurée saine, excepté en bas, où elle est largement ou-
verte. La diaphyse tient encore à l'épiphyse par un prolongement
du périoste ; aucun travail ne s'est encore opéré. Je n'ai pu avoir
aucun renseignement ; c'est la seule pièce de décollement épiphysaire que j'ai pu trouver au cabinet.

La tête humérale peut se décoller au moment de la naissance :
1° par des tractions exercées sur le bras pendant à la vulve.

OBSERVATION QUATRIÈME.

Bertrandi (1) a eu l'occasion d'ouvrir le cadavre d'un enfant mort-
né, qui avait présenté le bras à la vulve, et sur lequel la sage-femme
avait exercé des tractions. Il trouva la tête de l'humérus détachée
du corps de l'os.

2° Lorsque, dans la présentation de la tête ou des pieds, on se
hâte trop de dégager l'épaule ou le bras par un mouvement de bas-
cule. M. Dubroca (2) eut l'occasion d'observer cet accident sur un
enfant chez lequel la nourrice s'était empressée de dégager les
épaules aussitôt après la sortie de la tête, et avait fait basculer le
bras gauche au moyen du pouce. »

3° Le décollement peut-il s'effectuer, comme le dit M. Roghetta,
lorsque le bras pendant à la vulve rentre seul dans la matrice au

<hr>

(1) *Loc. cit.*
(2) *Bulletin médical de Bordeaux,* septembre 1835.

moment où on attire les pieds pour faire la version ? En effet, dans les observations de De Lamotte (1) citées à l'appui, il est dit, en parlant des deux enfants qui en font le sujet : « Chacun eut un bras rompu. » Le lieu de la rupture n'est pas indiqué ; et même, la description du bandage employé par De Lamotte ferait penser à des fractures à la partie moyenne de l'os.

Plus de la moitié des cas de décollement de la tête de l'humérus ont eu lieu après la naissance. Outre ces faits, quelques autres sont douteux. Ainsi, par exemple, l'observation donnée par A. Cooper (2), sous le nom de *fracture* ; tout en ajoutant immédiatement après : « Chez les jeunes sujets, la fracture a lieu au point de réunion de l'épiphyse avec le corps de l'os, » est-il un décollement épiphysaire ? J'en dirai autant de l'observation de Moscati (3), que M. Rognetta regarde comme un décollement. Le fait suivant de Linn (4) me paraît le tableau fidèle des symptômes.

OBSERVATION CINQUIÈME.

Une petite fille de onze ans tomba d'un second étage sur le moignon de l'épaule. Elle présentait les symptômes suivants : Déformation de l'épaule, existence d'une tumeur à l'endroit de la petite tubérosité. La tête de l'humérus se sentait dans la cavité glénoïde. La tumeur vers la petite tubérosité obéissait aux mouvements de rotation imprimés au coude. Le moignon n'était pas affaissé ; quoique tiré en arrière, le coude se rapprochait facilement du tronc. On ne sentait point dans le creux de l'aisselle la saillie propre à la luxation du bras ; celui-ci pouvait être élevé jusque sur la tête de la malade. Une dépression au-dessous de l'acromion la séparait de la tumeur indiquée. En comparant les deux épaules par derrière, le côté malade était évidemment plus large que l'autre, le bras lésé d'un pouce plus court que le bras sain. M. Linn jugea le cas pour un décollement épiphysaire. (*Gazette médicale.*)

La disjonction de la tête de l'humérus devra être distinguée : 1° de la luxation de l'épaule, par le raccourcissement du bras, la facilité de ses mouvements, l'absence de dépression de l'épaule, etc., dans le premier cas ; 2° de la fracture du col de l'humérus ? ici la distinction ne pourra pas être certaine ; l'âge du malade sera le seul signe présomptif ; 3° de la fracture du col de l'omoplate, par la continuité de la tête et du corps de l'humérus, par la longueur normale ou

(1) *Chirurgie*, obs. 360, t. II.
(2) *Fractures*, trad. de Chassaignac, p. 170.
(3) *Mém. de l'Acad. de chir.*, t. IV. in-û, p. 620.
(4) *The Lancet*, décembre 1833 et janvier 1834.

augmentée du membre, par l'âge du malade , par la profondeur de la crépitation, etc., dans le cas de fracture scapulaire.

Extrémité inférieure. — Quelquefois c'est l'épiphyse entière qui se sépare de la diaphyse. J'ai produit assez souvent cette lésion sur les cadavres d'enfants naissants. D'autres fois, la division a lieu entre les différents points d'ossification secondaire dont l'épiphyse est composée. Monteggia (1) en a vu deux cas, l'un à la suite d'une contusion , l'autre après une forte contraction musculaire. A. Cooper (2) dit : « La séparation isolée des condyles de l'humérus a lieu surtout chez les enfants. » Il dit plus loin : « J'ai vu une jeune fille qui, à la suite d'une chute sur le coude, eut l'olécrâne et le condyle interne de l'humérus fracturés. » N'étaient-ce point là des décollements épiphysaires ?

A. Cooper (3) et Dupuytren (4), dans deux cas qu'ils ont donnés comme des fractures de l'humérus près de l'articulation du coude, mais que, d'après l'âge des malades, on pourrait prendre peut-être pour des séparations de l'épiphyse inférieure entière , ont bien décrit les symptômes qu'on devra observer : le coude est légèrement fléchi ; le fragment séparé est porté en arrière et en haut avec le radius et le cubitus, de façon à former une saillie très prononcée en arrière du coude, saillie qui simule à s'y méprendre une luxation du radius et du cubitus en arrière. Mais on évite l'erreur par la facilité avec laquelle on fait disparaître la saillie, et on rend à l'avant-bras sa longueur, et par la facilité avec laquelle le déplacement se reproduit aussitôt qu'on cesse l'extension. La crépitation n'est souvent pas sensible.

A. Cooper a bien décrit la séparation de l'un ou de l'autre des condyles de l'humérus. Si le condyle interne est désuni : saillie formée en arrière du coude, dans l'extension de l'avant-bras, par le condyle détaché et l'olécrâne ; crépitation lorsqu'on applique le doigt sur ce condyle, et qu'en même temps on fléchit et étend l'avant-bras. Au devant du coude, saillie formée par l'extrémité de l'humérus, etc. Si c'est le condyle externe : saillie formée par ce condyle en dehors du coude ; douleur et crépitation si on appuie sur ce condyle en même temps qu'on fait exécuter à la main des mouvements de pronation et de supination , quelquefois entraînement du haut du radius en arrière.

(1) *Loc. cit.*
(2) *Loc. cit.*, p. 179 , éd. de Chassaignac.
(3) Idem, p. 178.
4) *Leçons orales* , t. III, p. 396.

19

4° *Épiphyses cubitales.* — *Extrémité supérieure.* Chez les adultes, la fracture de l'olécrâne n'est pas rare ; mais chez l'enfant le peu de volume de cette éminence fait que dans les violences extérieures, les chutes, les condyles de l'humérus ont presque tout le choc à supporter. Aussi n'ai-je trouvé dans les auteurs que le cas de la jeune fille rapporté par A. Cooper, dont j'ai parlé plus haut ; encore présente-t-il autant de probabilité pour une fracture que pour un décollement épiphysaire. Sur les cadavres, je n'ai pu produire ce décollement que par une extension forcée du coude. Les symptômes seront ceux de la fracture de l'olécrâne chez l'adulte : extension de l'avant-bras très bornée, modification des rapports de l'olécrâne avec les condyles de l'humérus, écartement des fragments, etc., etc.

Extrémité inférieure. — L'expérience n'est pas encore venue, que je sache, prouver la possibilité de ce décollement par des violences externes, à moins qu'on en veuille trouver un exemple dans les paroles suivantes de Bertrandi, rapportées par Petit-Radel (1) : « J'ai vu un enfant dont les épiphyses du radius et du *cubitus* ont été séparées au moment où il a été violemment élevé de terre par la main. » L'action d'élever un enfant par la main rendant la divulsion plus probable à l'extrémité inférieure qu'à l'extrémité supérieure des os de l'avant-bras.

5° *Épiphyses radiales.* — Aucun fait n'a encore indiqué les signes d'un décollement épiphysaire par suite de violences externes à l'*extrémité supérieure* du radius. L'épiphyse de l'extrémité inférieure a été, au contraire, une des plus fréquemment divulsées. Ajoutons qu'à l'époque où l'on ne voulait guérir que des luxations au poignet, le décollement, comme la fracture du radius, aura passé quelquefois inaperçu ; et que depuis les travaux de Dupuytren, de A. Cooper, de Malgaigne, de Goyrand, etc., quelques cas auront été pris pour des fractures du radius. Je partage bien à cet égard l'idée émise dans ces paroles de Dupuytren (2) : « Chez les jeunes sujets, le décollement de l'épiphyse est plus probable que la fracture. » L'observation suivante de M. Goyrand (3) décrira mieux la lésion que ce que nous pourrions dire.

(1) *Loc. cit.*
(2) *Leç. or.*, t. IV, p. 183.
(3) *Loc. cit.*

OBSERVATION SIXIÈME.

Un enfant de onze ans fut amené à l'hôpital d'Arles, en 1835. Il venait de faire une chute d'un lieu élevé ; les mains avaient soutenu le choc. On put observer les symptômes suivants : la main droite, portée en arrière par sa région carpienne, était inclinée en avant par son extrémité inférieure ; les doigts étaient fléchis. La partie supérieure de la pièce déplacée faisait une saillie de trois lignes au moins par rapport à la face dorsale de l'avant-bras, et n'avait pas la forme arrondie du carpe, mais présentait en arrière un bord anguleux horizontal. En avant, on voyait au-dessus de la main le radius se terminer par une saillie également transversale, anguleuse et très prononcée. Le déplacement avait eu lieu bien près de l'articulation, mais la persistance des rapports naturels de l'apophyse styloïde radiale avec le carpe et le relief anguleux qui surmontait la main, excluaient l'idée de la luxation. La netteté de cet angle et de celui que le radius formait en avant, excluait l'idée de la fracture, et je reconnus de suite le décollement de l'épiphyse. Je réduisis sans difficulté. Au moment où les parties reprirent leurs rapports naturels, on entendit un bruit qui ressemblait bien plus à celui que font les surfaces articulaires dans la réduction d'une luxation, qu'à celui qui résulte des frottements de fragments dans la réduction d'une fracture. La réduction fut maintenue au moyen de deux petites attelles que j'appliquai sur les deux faces de l'extrémité inférieure de l'avant-bras. Il était inutile ici de graduer les compresses que je plaçai entre les attelles et le membre, car je n'avais pas à m'occuper de l'espace interosseux, puisque l'extrémité inférieure de la diaphyse du radius, aussi large que l'épiphyse, concourt avec elle à former la surface articulaire par laquelle le radius s'articule avec le cubitus. L'appareil fut laissé en place pendant vingt jours, après lesquels l'enfant fut bien guéri. Si ce jeune malade ne m'eût été présenté que quelques heures après l'accident, le gonflement, qui serait inévitablement survenu, aurait rendu le diagnostic plus difficile.

J'ai rapporté cette observation en entier parce qu'elle m'exempte de tout ce que je pourrais dire sur le diagnostic différentiel, et plus loin sur le traitement.

6° *Épiphyses métacarpiennes.* — Le fait suivant, que je dois à l'obligeance de M. Mirault, chirurgien de l'Hôtel-Dieu d'Angers, mon ancien maître, est, je crois, unique dans la science.

OBSERVATION SEPTIÈME.

M. Mirault fut appelé, le 2 juin 1836, pour l'enfant de M. G..., âgé de dix ans. Il trouva près de lui trois de ses confrères, dont l'un, mandé le premier, avait cru reconnaître une luxation de la première phalange de l'index gauche sur le métacarpien correspondant, et avait fait de nombreux et inutiles efforts pour remettre les parties dans leur situation normale. On lui raconta que l'enfant s'étant couché sur le dos, avait reçu son frère sur ses mains et sur ses pieds pour le lancer à distance, et que, dans ce jeu imité des hercules de la foire, il avait eu les doigts de la main gauche fortement renversés en arrière. Une vive douleur en avait été la suite immédiate, et le doigt indicateur était resté difforme. M. Mirault trouva les parties dans l'état suivant : le doigt était immobile, la deuxième phalange fléchie presqu'à angle droit sur la première, tandis que celle-ci était dans une extension forcée sur le métacarpien, de façon à former avec lui un angle obtus. Considéré dans sa totalité, ce doigt était situé sur un plan postérieur à la direction de l'os du métacarpe, et l'articulation métacarpo-phalangienne paraissait avoir une épaisseur beaucoup plus grande que dans l'état normal. On ne remarquait point cependant, soit vers le dos, soit vers la paume de la main, de saillie brusque comme dans la luxation. On pouvait imprimer des mouvements d'extension et de flexion à la première phalange, et l'on sentait qu'ils n'avaient point lieu dans l'articulation métacarpo-phalangienne, mais à quatre lignes environ au-dessus. Là, on pouvait reconnaître une solution de continuité brusque, perpendiculaire à la longueur du métacarpien. M. Mirault pensa alors à une solution de continuité du métacarpien, et en acquit bientôt la certitude. En effet, il put sentir distinctement un frottement rugueux, qui avait cependant quelque chose de moins âpre que le frottement de deux extrémités osseuses inégalement fracturées, et vers la paume de la main l'extrémité inférieure du fragment supérieur du métacarpien, qui lui parut divisé nettement. Le fragment inférieur était placé obliquement de haut en bas et d'avant en arrière, entre le métacarpien et la phalange ; c'était là ce qui faisait que l'articulation semblait plus épaisse, et que le doigt n'était plus sur le même plan que le métacarpien. Cette position oblique du fragment avait produit en outre un raccourcissement de deux lignes environ dans la longueur de l'index ; liée intimement à l'extrémité de la phalange, et en suivant tous les mouvements, celle-ci paraissait plus longue que celle du côté opposé et commencer au lieu de la fracture.

M. Mirault s'est réservé de dire, dans un travail qu'il prépare sur les fractures des extrémités, quels furent les moyens de réduction et de contention employés, et combien la réunion exigea de temps pour s'effectuer.

J'ajouterai peu de chose à cette observation. On ne peut y méconnaître un décollement épiphysaire, quoique l'autopsie ne l'a pas vérifié. Le détail précis des symptômes doit exclure, je pense, toute idée de doute à cet égard. Ne passons point outre sans faire remarquer la similitude de la lésion avec une luxation phalango-métacarpienne en arrière. Il y a là, dans la position des fragments, une grande ressemblance avec ce qu'on observe dans le décollement de l'épiphyse inférieure de l'humérus. Enfin, quoique M. Mirault ne me l'ait pas dit, on peut penser qu'il fut appelé peu de temps après l'accident; car, d'après les symptômes énumérés, il ne paraît pas y avoir eu de gonflement qui se soit opposé au diagnostic.

7. *Épiphyses fémorales.* — *Extrémité supérieure.* La tête du fémur, plus encore que la tête de l'humérus, m'a paru difficile à séparer chez les enfants naissants; je n'ai pu la décoller qu'une fois. Sur les cadavres pris depuis l'âge de deux ans, je n'ai pu le faire; toujours la diaphyse se fracturait de trois à douze lignes environ au-dessous de la réunion épiphysaire. Sur le vivant, même rareté de faits. Je ne connais aucun cas de divulsion de la tête du fémur chez l'enfant, pendant la vie intra-utérine ou au moment de la naissance. Mais on en a des observations prises à différentes époques de la vie extra-utérine, dont quelques unes ont été vérifiées par l'autopsie. (Bertrandi, Reichel.) Cependant, je n'affirmerai point, comme l'a fait Rognetta, que les faits rapportés par Sabatier (1), F. de Hilden (2), dans lesquels l'autopsie n'a pas vérifié, aient trait à des divulsions épiphysaires; je croirais plutôt que ces auteurs avaient affaire à des fractures du col du fémur, malgré la difficulté et la rareté de cette fracture à cet âge (Dupuytren (3)). J'admets bien avec le même auteur que le décollement puisse être pris quelquefois pour une luxation congéniale du fémur, mais seulement lorsqu'il sera spontané ou qu'il aura été produit au moment de la naissance; nous en verrons plus loin les raisons.

Le diagnostic variera suivant l'âge du malade. 1° A partir de quelques années après la naissance, l'affection s'annoncera par les signes de la fracture du col du fémur chez l'adulte, signes dont la réunion conduit le plus souvent à une connaissance prompte de l'affection, et que je crois assez connus pour ne pas les énumérer. Disons cependant que le peu d'énergie musculaire chez l'enfant et la largeur des surfaces désunies qui prévient quelquefois un déplacement complet, pourront modifier ces signes. 2° Chez l'enfant à la naissance ou peu de temps après, le diagnostic offrira le plus souvent beaucoup d'obscurité. Je crois que le praticien pourra balancer alors entre les trois affections suivantes : 1° La luxation congéniale des fémurs. Mais ici la maladie est souvent héréditaire, toujours spontanée, indolente; elle ne paraît presque toujours que lorsque l'enfant com-

---

(1) *Mém. de l'Acad. de chir.*, t. IV, in-4.
(2) Cent. 5.
(3) Dupuytren, *Leç. or.*, t. II, p. 82.

mence à marcher, existe ordinairement des deux côtés; la tête fémorale, si elle n'est pas atrophiée, se sent bien mobile par les mouvements du membre, sous les muscles de la fesse, etc., etc. 2° L'a-
trophie congéniale du fémur. Mais ici les mouvements du membre
sont aussi étendus, aussi faciles que ceux du membre opposé, et
ont la cavité cotyloïde pour centre ; le membre est peu ou pas dévié
de sa direction ; il n'y a pas de douleur à la hanche, etc., etc. 3° La
divulsion épiphysaire. L'accouchement aura été souvent laborieux,
des tractions auront été exercées sur le membre inférieur ; ou bien,
si l'affection survient à une époque postérieure, elle paraîtra subite-
ment à la suite de violences externes, de chutes ; les mouvements ne
seront pas libres comme dans le cas précédent, mais bornés ou nuls,
et douloureux; la pression sur la hanche fera pousser des cris à
l'enfant; il y aura des traces de contusions aux fesses, aux aines,
quelquefois de la crépitation. Je ne parle point de la simple contusion de la hanche, le raccourcissement, qui est le signe le plus évi-
dent de la divulsion, enlevant dès l'abord tous les doutes.

L'observation suivante de Reichel (1) montrera quels symptômes
peuvent exister quand, après un certain temps, le recollement ne
s'est point opéré.

OBSERVATION HUITIÈME.

« Juvenis viginti circiter annorum, cui è curru delapso caput femoris sinistri separatum fuerat, malè erat sanatus, ita ut caput
in acetabulo relictum cum cervice femoris non concretum fuisset.
Id quod ex eo satis apparebat quoniam, dum erectus in pedé dex-
tro staret, non solum pes sinister duodecim pollices erat brevior,
sed et crure sinistro innitens, femoris trochanter major usque ad
cristam ossis coxæ protrudebatur ; pretereà pedem ità mire torque-
bat, ut digitos pedis ori admovere, humero utrique et ab anteriore
et posteriore parte, immo capiti, idque sine vi atque doloris sensu
imponere posset. »

Le grand trochanter, comme on l'a vu, offre un point d'ossification complémentaire isolé. L'action puissante des fessiers pourrait-
elle en amener la séparation ? Ingrassias (2) dit avoir eu l'occasion
d'observer cette lésion sur un jeune homme qui s'exerçait au javelot.
Mais comme il ne fait qu'indiquer le fait, et qu'il ne dit pas s'il put
le vérifier par l'autopsie, on aura de bonnes raisons pour douter;
car, quels sont les signes qui pourraient assurer le fait sur le vivant?
Extrémité inférieure. — Bertrandi, Reichel et M. Julia-Fonte-

(1) *Comment.* Lipsiensa, t. VIII, p. 440.
(2) *Comment. sur Galien,* ch. xx,

nelle (1) ont rencontré ce décollement. L'observation du dernier, donnée avec détails, formera tout ce que nous dirons à ce sujet.

OBSERVATION NEUVIÈME.

Montagne, âgé de onze ans, enfonça dans un trou la jambe droite jusqu'aux condyles du fémur, et se renversa en avant, de telle sorte que le bas de la cuisse resta fixe ; tandis que le reste du corps était pendant. Le corps du fémur se détacha de ses condyles. Lorsqu'on releva l'enfant, le corps du fémur se porta dans le pli du jarret, derrière les condyles. Le malade resta deux jours chez lui sans que les os fussent remis en place. A son arrivée à l'hôpital, on reconnut le décollement des condyles au raccourcissement de la cuisse, à la saillie formée par les condyles à la partie antérieure ; tandis qu'on trouvait l'extrémité du corps du fémur comprimant les vaisseaux et les nerfs poplités. La réduction était difficile à opérer par le gonflement du membre, déterminé par la gêne de la circulation. On se borna à l'appareil de fracture ordinaire. Du lendemain, quatrième jour, au vingt-quatrième jour, le malade se refusant à l'opération, la gangrène se déclara, le pied se détacha presque seul, le vingt-troisième jour. Les os de la jambe étaient presque complétement dénudés. L'amputation fut faite le vingt-quatrième jour (26 septembre). Peu à peu l'enfant reprit ses forces, et sortit guéri le 10 décembre. A l'autopsie du membre, on trouva les condyles séparés du corps du fémur, placés transversalement au devant de l'extrémité inférieure de l'os, renversés, de façon que la poulie articulaire était située en avant. Ils étaient encore adhérents à l'os par les ligaments croisés qui n'avaient été que violemment distendus. L'extrémité de la diaphyse offrait une surface rugueuse, avec des granulations irrégulières, en général arrondies et mamelonnées. On voyait une substance blanche qui paraissait être le cartilage d'ossification, dont la plus grande partie avait suivi les condyles, autour desquels on distinguait la capsule de l'articulation tibio-fémorale, qui semblait se continuer plus haut avec le périoste.

Le déplacement devra suivre fréquemment la divulsion en question ; en effet, la disposition de l'articulation tibio-fémorale et de ses mouvements montre qu'ici la distension forcée sera la cause productrice la plus efficace du décollement ; et, comme dans notre observation, le déplacement de l'épiphyse en devant résultera de la persistance de la cause. Les insertions inférieures des muscles postérieurs de la cuisse, la tendance de la jambe à se fléchir dans ces cas l'expliqueraient d'ailleurs sans cela. Aussi Reichel n'a-t-il point méconnu cet effet : « Nonnunquam etiam, *dit-il*, epiphysis mobilis, vi musculorum ad latus, ossis, femoris qui posteà in situm rerum mox reposita accressit. »

(1) *Loc. cit.*

8⁰ *Epiphyses tibiales. Extrémité supérieure.* — Je n'ai pu produire son décollement que sur les cadavres d'enfants naissants par une extension forcée du genou. Le volume de l'extrémité de la diaphyse, la largeur des surfaces d'union, et le peu d'épaisseur du plateau épiphysaire rendent bien compte des difficultés de sa divulsion sur le vivant. On n'en possède pas d'exemple bien concluant. Monteggia (1) dit l'avoir vue séparée chez un enfant par suite d'une chute sur le genou. M. A. Severin (2) a observé l'introversion du genou produite par une séparation du plateau épiphysaire du tibia, survenue spontanément. Des faits si incomplets et en si petit nombre ne nous apprennent rien sur la symptomatologie de l'affection. On peut prévoir cependant que l'étendue des surfaces en contact parerait le plus souvent au déplacement, et que, dans le cas où il se produirait, la minceur des parties environnantes permettrait de le reconnaître facilement.

Si, comme semble le dire M. Cruveilhier (*Anat. descriptive*), le lieu de l'insertion tibiale du ligament rotulien offre quelquefois un point isolé d'ossification, on pourrait concevoir sa séparation par l'action musculaire, fait que M. Rey (3) dit avoir observé.

Extrémité inférieure du tibia. — Plusieurs chirurgiens de notre époque (Dupuytren, A. Cooper) ont, comme l'on sait, attiré l'attention des praticiens sur les lésions qu'on observe à l'articulation tibio-tarsienne par suite des violences extérieures. On n'a pas néanmoins parlé davantage de la divulsion de l'épiphyse tibiale. Sur les cadavres d'enfants naissants, elle est cependant une des plus souvent produites ; mais il faut dire que, la mobilité du pied étant très grande, elle exige des mouvements trop étendus de latéralité ou d'extension pour qu'on puisse la déterminer dans un accouchement difficile. Le décollement de l'épiphyse inférieure du péroné existait toujours en même temps. J'ai toujours fracturé le tibia de quatre à dix lignes au-dessus du point d'union de l'épiphyse sur les cadavres pris depuis l'âge de deux ans environ. M. A. Severin (4) dit en avoir vu deux cas, mais l'autopsie n'a pas vérifié. Dans mes essais, le périoste, resté intact, maintenait l'épiphyse décollée en place; le pied avait sa rectitude normale. On conçoit que, sur le vivant, l'action musculaire entraîne, comme dans la fracture, l'épiphyse, et le pied

(1) *Comment. Lips.*, loc. cit.
(2) *Loc. cit.*
(3) *The Lancet*, t. XIV, p. 32.
(4) *Loc. cit.*

en dehors, de façon à rendre par la suite l'enfant *valgus* (M. A. Severin).

9° Je ne connais aucun fait de la divulsion de l'épiphyse de l'extrémité supérieure du péroné, et de celle de l'épiphyse calcanéenne.

10° Nous devrions maintenant indiquer par des faits le degré de fréquence absolue et de fréquence relativement aux diverses articulations, dans lequel on a l'occasion d'observer les décollements épiphysaires spontanés. Mais à peine ai-je pu en trouver, dans des auteurs, sept ou huit exemples, et presque tous seulement indiqués. A l'observation que j'ai donnée plus haut (*voyez* Causes), je joindrai le cas de décollement spontané de l'épiphyse supérieure du tibia, indiqué par M. A. Severin (*voir* ci-dessus), et un fait de Morgagni (1), observé sur les deux poignets d'un enfant pris de variole. Weiss (2) et Poupart (3) disent bien qu'ils ont eu fréquemment l'occasion de constater le décollement épiphysaire, le premier sur des varioleux, le second sur des scorbutiques; mais je n'ai point vu de faits particuliers à l'appui. Je ne puis regarder comme un décollement, vu l'âge de la malade, la séparation des têtes des deux fémurs que Duvernay (4) a rencontrée chez une femme, dont les os des îles étaient cariés et l'articulation malade. A l'hôpital des Enfants, d'après les renseignements que j'ai pu avoir, on a très rarement l'occasion de constater des décollements épiphysaires d'une manière certaine. Pendant près de six ans de séjour dans les hôpitaux, je n'en ai jamais trouvé; mais je dois dire que bien souvent, dans les maladies articulaires chroniques, je m'attachais plus, comme le font beaucoup de praticiens, à reconnaître le vice interne qui favorise le développement de la lésion locale, et à le combattre, qu'à étudier à fond l'affection articulaire. Cette circonstance me paraît être, avec l'absence de déplacement dans la plupart des cas, les causes qui ont dû faire passer des décollements spontanés inaperçus. M. Maisonneuve a vu, en effet, quelquefois cette lésion à Clamart sur les cadavres de l'âge de cinq à quinze ans; il l'a trouvé surtout aux poignets. Du gonflement, des fistules autour de l'articulation, attiraient son attention; et, en enlevant les parties molles, il trouvait les épiphyses décollées, mobiles, baignées dans un pus de mauvaise nature, souvent déformées et usées par le liquide purulent. Le fait suivant

(1) *De sed. et causis*, etc., t. IX, p. 168.
(2) *Loc. cit.*
(3) *Loc. cit.*
(4) *Loc. cit.*

vant , observé , il y a peu de temps , dans le service de M. Blandin , à l'Hôtel-Dieu , mérite d'être mentionné. M. Perrochaud , interne du service , se proposant de le publier , je me contenterai de le rapporter en quelques mots.

OBSERVATION DIXIÈME.

Une jeune fille de seize ans , non scrofuleuse , descendit des salles de médecine dans le service de M. Blandin , avec les signes d'une coxalgie avancée du côté droit. Elle mourut quelques jours après dans le marasme.

À l'autopsie , on constata : une nécrose de presque toute la longueur du corps du fémur , étendue à tout le col ; la portion morte était renfermée , excepté le col , dans un étui osseux de nouvelle formation ; le grand trochanter avait été détaché de la portion morte , exactement dans son point de jonction à la diaphyse ; attaché à ses insertions musculaires , il avait conservé toute sa vie. Il envoyait par sa partie supérieure sur le col nécrosé un prolongement de nouvelle formation , qui plus tard peut-être aurait concouru à la production d'un nouveau col ; les surfaces d'union , baignées par le pus , n'offraient plus de lame cartilagineuse épiphysaire ; mais elles n'étaient pas usées par la suppuration. La tête fémorale adhérait encore au col nécrosé ; mais le moindre effort suffit pour la détacher. La lame de jonction épiphysaire était presque complétement disparue. Le ligament rond n'existait plus. La tête paraissait montée du pus remplissait toute l'articulation.

Nous voyons donc , dans ce cas , à la suite d'une nécrose du fémur , un décollement spontané du grand trochanter ; la tête fémorale n'aurait pas tardé non plus à se décoller , ses moyens d'union avec la diaphyse étant détruits presque complétement.

Sur le vivant , quand le décollement existera , aux symptômes ordinaires des tumeurs blanches (gonflement , fluctuation , fistules) se joindront de la mobilité , de la crépitation , constatées par la pression extérieure ou l'introduction du stylet , signes qui deviendront plus caractéristiques par l'âge du malade , par le volume et la forme des pièces mobiles , etc.

Marche et terminaison. — Ici surtout on doit faire la distinction du décollement spontané et du décollement traumatique.

1° *Décollement spontané.* — De cette affection principalement doit s'entendre ce que les auteurs ont dit sur la gravité du décollement épiphysaire : « Pessima quæ epiphysis a corpore ossis soluta accidit, » a dit Boerhaave (Aph. 350). Nous trouvons dans un autre lieu (1) les paroles suivantes : « Sic sane epiphysium solutio periculo non caret, indeque vix unquam aut raro saltem pro rerum ratione boni quid in epiphysium deductionis modela sperandum aut prædicendum erit. » En effet, la séparation épiphysaire spontanée, symptomatique d'une affection interne, grave, qui ne la détermine qu'après avoir usé déjà plus ou moins profondément l'économie et lui avoir ôté la force de produire la réunion, achève d'épuiser le malade, ou détermine de nouvelles affections, comme la résorption purulente, etc., qui hâtent encore la terminaison fatale. On devra cependant établir des degrés de gravité : 1° suivant l'épiphyse décollée : celles de la hanche, du genou, de l'épaule, seront les plus fâcheuses ; 2° selon la cause interne productrice de l'affection : le scorbut, le rachitisme, les scrofules, produiront des décollements plus graves que la variole ou toute autre maladie aiguë ; car, dans ce dernier cas, l'économie n'est pas épuisée d'avance, et il n'y a pas de vice interne qui s'oppose à la réunion (*voir* l'observation première) ; que la syphilis, dans laquelle le traitement est, pour ainsi dire mathématique. L'observation confirme ces raisonnements. N'avons-nous pas vu la guérison, dans notre observation première, quoiqu'il existât plusieurs décollements simultanés ? Ajoutons encore, pour rassurer un peu, que la maladie se manifeste à des périodes de la vie où la nature est bien puissante, et ramène de bien loin, comme nous l'avons vu dans l'observation que nous venons de citer.

2° *Décollement traumatique.* — Malgré leur dissemblance sous le rapport des lésions (division nette, pas d'épanchements d'humeurs dans le canal médullaire, pas de lésions dans la moelle, etc., dans la divulsion), la séparation traumatique des épiphyses et la fracture se ressemblent beaucoup pour la marche ; mais cela doit s'entendre de la fracture près des articulations ; c'est-à-dire de la fracture la plus grave (A. Cooper.) Dans les deux cas, en effet, la pièce détachée reçoit peu de sucs nutritifs ; elle se déplace facilement par les mouvements articulaires ou l'action des muscles ; elle est difficile à réduire et à maintenir à cause du peu de prise que son petit volume offre aux manœuvres du chirurgien ; elle se complique souvent de lésions articulaires, etc. Sur l'enfant naissant, la divulsion sera promptement guérie, comme la fracture. Après les premières années de la vie extra-utérine, la gravité de l'affection augmente progressivement avec l'âge. La marche et la terminaison se-

____

(1) Reichel, *De epiph.*, p. 23.

ront subordonnées surtout au siége de la lésion : dans vingt cas, recueillis dans les différents auteurs, elles ont été réparties de la manière suivante :

SIÈGE de LA LÉSION.	NOMBRE DE CAS.	AGES.	RÉSULTATS.	TEMPS ÉCOULÉ. (Époque proportionnelle.)	
Humérus en haut.	3 5	Enfants naissants. Jusqu'à 15 ans.	3 réunions. 2 réunions. 3 non-réun.	10 jours 2/3 31 jours.	
Humérus en bas.	2	De 9 à 12 ans.	1 r. vicieuse. 1 réunion.	30 jours. 10 jours.	Pris pour une luxation.
Radius en bas.	4	De 5 à 15 ans.	2 réunions. 1 réunion. 1 mort.	16 jours 1/2 2 mois.	Complications graves.
Fémur en haut.	1 2	Naissant. De 14 à 20 ans.	mort. 1 réunion. 1 non-réun.	4 à 5 mois.	
Fémur en bas.	1	11 ans.	Amputation, guérison.	3 mois 1/2.	Déplacement étendu.

La divulsion épiphysaire peut donc se terminer : 1° par la réunion : comme pour les fractures, elle est plus prompte et plus fréquente aux membres supérieurs; elle est très lente et très rare aux membres inférieurs. Reichel (*loc. cit.*) a appuyé avec raison sur la gravité de la divulsion des épiphyses fémorales. L'observation neuvième montre toute la gravité de la séparation des condyles du fémur. Ou bien la réunion se fera dans une bonne position; la conformation du membre ne sera pas changée, et, par la suite, le malade reprendra tous ses mouvements, gênés pendant quelque temps par suite de la roideur articulaire plus ou moins marquée qui suivra toujours l'époque de la consolidation. Les cas les plus graves en apparence pourront suivre cette marche M. Malgaigne (Luxations du poignet, *Gaz. méd.*, 1832) donne un cas que Ravaton prit pour une luxation des os de l'avant-bras en bas. Les os déplacés faisaient une saillie très marquée au travers des parties molles déchirées. La réduction se fit sans peine et dans une bonne direction. Le malade, âgé de quatorze ans, put reprendre au bout de deux mois son métier de jardinier. Je suis porté, avec

M. Malgaigne, à regarder cette lésion comme un décollement de l'épiphyse du radius avec déplacement. Ou bien, comme dans les fractures articulaires, le fragment décollé se réunira dans une position vicieuse, surtout lorsqu'on aura méconnu le mal, et, plus tard, la déviation pourra céder aux appareils extensifs *ad hoc*. Chez quelques malades de Dupuytren ainsi traités (*Leç. or.*, t. III, pag. 396, et t. IV, pag. 133), n'avait-on point affaire à des divisions épiphysaires mal réunies ? L'épiphyse décollée peut aussi se réunir à la diaphyse au-dessous de sa place normale, et rester atrophiée, de façon à produire un raccourcissement notable. Tel était le cas de Ludwig, que Reichel a décrit et figuré (*loc. cit.*) : sur un humérus gauche, la tête de l'os est recollée à la diaphyse comme une petite calotte à plus d'un pouce au-dessous de la grosse tubérosité. Cette dernière disposition prouve qu'on pourra observer du raccourcissement sur un membre qui aura éprouvé une divulsion épiphysaire à une époque antécédente. Mais, sans avoir de faits à l'appui, serait-il absurde de croire que du raccourcissement pourrait encore exister : 1° même dans le cas de réunion normale de l'épiphyse ? Les planches de Reichel m'ont démontré que la réunion épiphysaire, après décollement, se faisait au moyen d'un cal osseux. Dans l'humérus figuré par Reichel, outre le raccourcissement opéré par l'affaissement de la tête humérale et son implantation vicieuse, on constate encore une différence sensible de la longueur du reste de l'os ; je pense donc, avec MM. J. Cloquet et A. Bérard (*loc. cit.*), que dans ce cas l'os a perdu de son accroissement en longueur, n'ayant plus eu, à une de ses extrémités, de cloison épiphysaire cartilagineuse où puiser cet accroissement. 2° Dans le cas de non-réunion (terminaison que nous allons indiquer) l'impotence du membre par la suite devra ralentir la nutrition, et consécutivement l'accroissement de la charpente osseuse du membre antérieurement lésé (Roquetta, *loc. cit.*).

2° Par la non-réunion une articulation supplémentaire remplace l'ancienne cloison épiphysaire (voir l'observation huitième). Cette terminaison n'a été vue qu'aux têtes de l'humérus et du fémur. La divulsion méconnue, des mouvements imprimés, le peu de nutrition du fragment détaché, rendront raison de cette terminaison. Une dernière cause que je n'ai vue indiquée nulle part, est celle-ci : après le décollement, l'épiphyse pourra se retourner plus ou moins complétement, de façon à mettre sa surface lisse, encroûtée du cartilage articulaire, en contact avec l'extrémité de la diaphyse, et à rendre toute réunion impossible. J'ai vu dernièrement, à la Société anatomique, une fracture au col anatomique de l'humérus chez un vieillard; la tête de l'os, quoique attachée encore au reste de l'os par des faisceaux fibreux et ligamenteux très résistants, s'était retournée, je ne sais trop par quel mécanisme, de façon à ne laisser en rapport avec la cavité glénoïde qu'une partie de son cartilage articulaire; l'autre portion était opposée à l'extrémité fracturée de l'humérus. M. Tessier, nous a-t-on dit à ce sujet, a eu l'occasion d'observer un cas semblable à l'Hôtel-Dieu. On conçoit que dans un cas de décollement de la tête du fémur, le ligament interarticulaire s'opposerait à ce renversement. Dans les cas de non-réunion, des mouvements pourront être imprimés au membre dans tous les sens. L'observation huitième est un fait remarquable de ce genre. Comme on le sait bien, la plupart des fonctions du membre inférieur seront abolies; au membre supérieur, il n'en sera pas toujours de même. Bertrandi a vu à Paris un cas de séparation de la tête de l'humérus, dans lequel l'épiphyse décollée s'était réunie au col de l'omoplate. La diaphyse humérale s'y était creusée une cavité qui remplaçait la fosse glénoïde; ses mouvements n'étaient pas viciés. L'accident était arrivé trois ans auparavant.

3° Par l'amputation ou la mort : quand des complications primitives graves, telles que la déchirure des parties molles, la saillie des os à l'extérieur, la comminution de l'épiphyse, un déplacement considérable amenant la compression des nerfs, des vaisseaux, etc., des tractions inconsidérées, exercées par suite d'erreur de diagnostic; enfin, une mauvaise prédisposition du malade; quand ces circonstances, dis-je, détermineront une réaction excessive, une gangrène par gêne de circulation, ou postérieurement des suppurations intarissables, ou des résorptions purulentes.

Traitement. — Ce que nous pourrions dire sur le traitement du décollement épiphysaire, touche de trop près à la thérapeutique des tumeurs blanches ou des fractures près des articulations, pour que nous nous y arrêtions long-temps. Distinguons cependant dans la médication qui doit nous occuper, des *indications générales* et des *indications particulières* aux diverses régions où se trouve le mal.

1° *Indications générales*, différentes suivant qu'on a affaire à un décollement spontané ou à un décollement traumatique.

Dans le premier cas, on combattra, dès l'apparition de leurs symptômes, les vices scrofuleux, rachitique, syphilitique, etc., qui sont si souvent le partage des malheureux enfants à leur naissance ou dans les premières années de la vie! On évitera chez eux tout ce qui peut tendre à fixer les vices précédents sur les articulations, comme le refroidissement, les chutes, les fatigues, etc. On opposera au scorbut les soins hygiéniques recommandés; on s'attachera à faire suivre à l'éruption variolique une marche régulière, etc., etc. Ce sera là, comme on le voit, le traitement prophylactique du décollement spontané. Celui-ci s'est-il effectué; au traitement de la diathèse se joindront les moyens curatifs locaux : des émollients en cataplasmes ou en fomentation autour de l'articulation malade, s'il y a de l'inflammation; des résolutifs légers, dans le cas contraire; des émissions convenables pour procurer l'évacuation du pus; des injections émollientes, détersives ou légèrement stimulantes par les orifices fistuleux, pour nettoyer les surfaces affectées; en même temps, la position immobile de l'articulation sur des coussins, aidée quelquefois d'une douce compression, pour empêcher le déplacement de l'épiphyse décollée, et tâcher d'obtenir l'ankylose dans une situation convenable; enfin l'amputation, si l'on voit que le malade s'épuise, ou qu'il y ait menace de résorption purulente, etc., seront les règles les plus générales de la conduite que doit tenir le praticien.

Dans la divulsion traumatique, trois indications principales sont à remplir. 1° Remettre en place l'épiphyse déplacée. Une extension graduelle et ménagée du membre, en ayant soin de rendre à l'articulation sa forme et au membre sa direction; une coaptation conduite avec ménagement, commenceront la cure. L'âge du malade surtout modifiera ici le *modus faciendi*. L'extension se fera toujours avec la main. On sait, en effet, qu'il faut peu de force pour vaincre l'action musculaire chez l'enfant; on mesurera mieux par là la force employée; on évitera aussi les frottements, les constrictions douloureuses sur les membres, si fragiles à cet âge. 2° Maintenir l'épiphyse réduite. Là résident presque toutes les difficultés du traitement. L'état potelé des membres de l'enfant, la facilité avec laquelle la peau s'excorie chez lui, la nécessité de la liberté des mouvements à cet âge, les efforts qu'il fera sans cesse pour se débarrasser de ses appareils, etc., renchérissent sur les difficultés de la contention des fractures articulaires chez l'adulte. Heureusement que la consolidation marche plus vite que chez ce dernier. On préférera les bandages contentifs avec de la toile souple, avec les attelles de carton; on garnira soigneusement avec des plumasseaux de coton ou de charpie les endroits où porteront les liens ; chez l'enfant naissant, on aura soin de tenir libres les ouvertures naturelles, et de garnir l'appareil de taffetas ciré pour empêcher qu'il ne soit sali par la matière des excrétions (surtout dans le cas de décollement de la tête du fémur); on surveillera attentivement chez lui les dérangements de l'appareil, etc. A partir de l'âge de deux ou trois ans, les soins à donner se rapprocheront davantage du traitement des fractures articulaires chez l'adulte. Malgré les différences du temps de la consolidation, de la divulsion épiphysaire suivant les régions, on pourrait formuler cependant de la manière suivante l'époque de la levée de l'appareil : de huit à trente jours chez l'enfant naissant, et jusque vers l'âge de deux à quatre ans; de quinze jours à trois mois, après cette époque. 3° Combattre les accidents. Amortir par un traitement antiphlogistique énergique la réaction locale violente qui suivra les décollements épiphysaires avec déchirure des parties molles, avec comminution de l'épiphyse; empêcher la compression des vaisseaux et la gangrène qui pourrait en être la suite, en remettant l'épiphyse à sa place ; empêcher la communication de l'air avec l'articulation, quand il y aura déchirure aux parties molles et à la capsule articulaire, etc.; puis à une époque postérieure, surveiller les amas, les décollements purulents, la résorption, etc. Avant d'amputer, il faudra bien se persuader qu'à ces époques de la vie, la nature a de puissantes ressources et ramène de bien loin.

2° *Indication spéciale.* — C'est surtout pour le décollement des têtes de l'humérus et du fémur que l'appareil exigera des indications particulières. Je renvoie, du reste , pour les divers modes de pansements , à ce que les auteurs ont écrit sur le traitement des fractures du col de l'humérus et du col du fémur. Les modifications exigées par l'âge des sujets , dans le décollement épiphysaire, sont décrites par la plupart de ces auteurs , et par M. Rognetta entre autres , dans le mémoire dont nous avons parlé.

Avant de terminer, je crois devoir donner les cas que j'ai trouvés dans les auteurs avec indication du traitement et de ses résultats.

Humérus en haut.	Naissant.	Cal vicieux qui s'absorba. Guérison en 8 j.
	9 ans.	Etoupade de Moscati. Guérison en 30 jours.
———— en bas.	Age non indiqué.	Après une guérison vicieuse, redressement incomplet par un bandage extensif.
	9 ans.	Attelles antérieure et postérieure. Consolidation normale.

Radius en bas : 11 ans. — Attelles dorsale et palmaire. Guérison en 20 jours.

15 ans. — Tractions inconsidérées sur le poignet, bandage un peu serré; gangrène; mort.

5 ans. — Attelles dorsale et palmaire. Guérison en 13 jours.

12 ans. — Complications primitives graves. Contention ménagée, après émollients. Guérison en 2 mois.

Fémur en haut : 15 ans. — Extension continue. Guérison incomplète au bout de 4 mois.

—— en bas : 11 ans. — Antiphlogistiques énergiques. Gangrène, amputation; guérison en 3 mois et demi.

PARIS. —IMPRIMERIE DE BOURGOGNE ET MARTINET,
rue Jacob, 30.